养殖场新型冠状病毒预防指导手册

《养殖场新型冠状病毒预防指导手册》编写组　组编

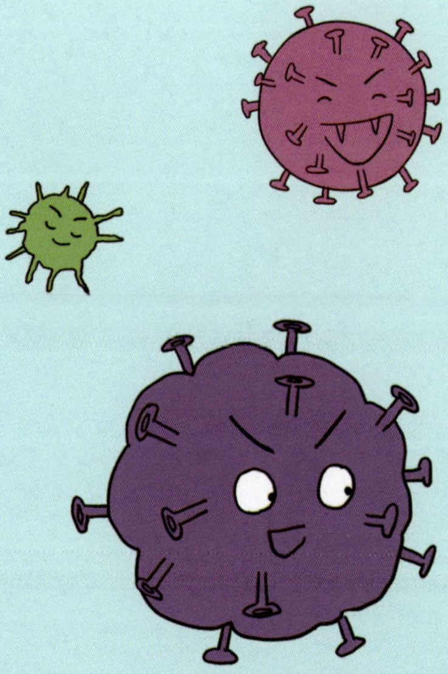

中国农业出版社
农村设物出版社
北　京

编写人员

王大军　陆济民　谢志新
王　璐　赵现龙

支持单位

嘉吉动物蛋白（中国）

前言
FOREWORD

2019年12月以来，湖北省武汉市陆续出现了以发热、乏力、咳嗽、呼吸不畅为主要症状的不明原因肺炎病例，通过各级政府迅速行动，确定这类病例的病原为新型冠状病毒，世界卫生组织（WHO）最终将该病毒命名为2019-nCoV。2020年2月11日将该病正式命名为COVID-19。

为了增进养殖场人员对新型冠状病毒的认识和理解，指导养殖场开工复产，降低传播风险，减少损失，本书编写组人员特编写了本书，内容包括新型冠状病毒基本知识、养殖场开工复产前准备、养殖场开工复产时的措施、车辆和物料防控措施、公共场所消毒计划和个人防护及疑似病例处理措施六个部分，希望能够为行业内各养殖场对抗击新型冠状病毒肺炎疫情提供帮助。

由于编写时间仓促，对新型冠状病毒有关问题认知不足，恳请广大读者斧正为感！

目 录
CONTENTS

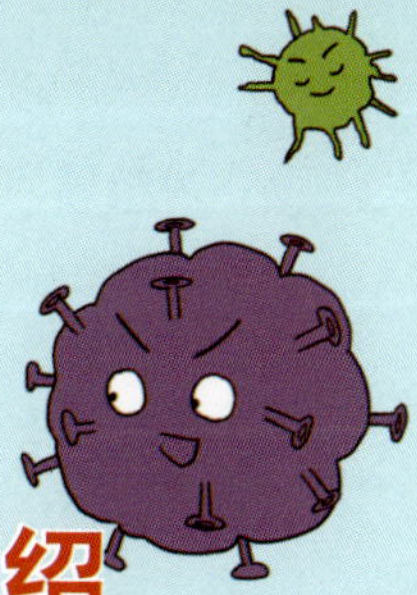

1　新型冠状病毒基本介绍

1.1　什么是新型冠状病毒

新型冠状病毒，因2019年湖北省武汉市不明原因病毒性肺炎病例而被发现，该病毒属于冠状病毒。2020年1月12日，世界卫生组织正式将此新型冠状病毒命名为“2019新型冠状病毒”（2019-nCoV）。2019-nCoV是目前已知的第7种可以感染人的冠状病毒。随着学术界的讨论，世界卫生组织总干事谭德塞2020年2月11日宣布，将新型冠状病毒感染的肺炎命名为“COVID-19”。

1.2　新型冠状病毒特点

国家卫生健康委员会（简称国家卫健委）与国家中医药管理局公布《新型冠状病毒肺炎诊疗方案（试行第六版）》，对新型冠状病毒特点描述如下：

◆ 新型冠状病毒属于β属的冠状病毒，有包膜，颗粒呈圆形或椭圆形，常为多形性，直径60～140纳米。

◆ 新型冠状病毒与蝙蝠SARS样冠状病毒（bat-SL-CoVZC45）同源性达85%以上。

◆ 病毒对紫外线和热敏感，56℃ 30分钟、乙醚、75%乙醇、含氯消毒剂、过氧乙酸和氯仿等脂溶剂均可有效灭活病毒。

1.3 新型冠状病毒肺炎流行特点

◆ 传染源：主要是新型冠状病毒感染的患者，无症状感染者也可能成为传染源。

◆ 传播途径：经呼吸道飞沫和密切接触传播是主要的传播途径。在相对封闭的环境中长时间暴露于高浓度气溶胶情况下存在经气溶胶传播的可能。

◆ 飞沫：一般指直径＞5微米的含水颗粒，飞沫可以通过一定的距离（一般为1米）进入易感的黏膜表面。咳嗽、打喷嚏或说话均可产生飞沫。

1.4 新型冠状病毒肺炎临床特点

◆ 潜伏期1～14天，多为3～7天，个别案例最长可达24天。

◆ 以发热、干咳、乏力为主要表现。少数患者伴有鼻塞、流涕、咽痛和腹泻等症状。

1.5 最新的研究进展

2020年2月1日，深圳市第三人民医院透露，在某些新型冠状病毒感染的肺炎确诊患者的粪便中检测出2019-nCoV

核酸（新型冠状病毒）阳性，很有可能提示粪便中有活病毒存在。提醒大家病毒可能通过“粪口”传播，戴口罩的同时，要勤洗手，注意个人卫生。

2020年2月2日，广州首次在确诊患者的门把手上检测出新型冠状病毒核酸。这对疫情防控带来挑战的同时，也提示广大市民要做好预防性的举措，尤其是居家通风、消毒等。

2020年2月2日，北京地坛医院感染二科主任医师蒋荣猛表示，现在研究发现，病毒在光滑的物体表面可以存活数小时，如果温度、湿度合适，它可以存活数天。如20℃、湿度40%的环境，有研究表明新型冠状病毒可以存活达到5天。

2020年2月7日，华南农业大学、岭南现代农业科学与技术广东省实验室沈永义教授、肖立华教授等科研人员联合中国人民解放军军事科学院军事医学研究院杨瑞馥研究员及广州动物园科研部陈武高级兽医师开展的最新研究表明，穿山甲为新型冠状病毒潜在中间宿主。这一最新发现将对新型冠状病毒的源头防控具有重大意义。

2020年2月8日，中国动物卫生与流行病学中心和中国兽医发布发文称，通过对2019-nCoV与禽源冠状病毒的亲缘关系进行分析发现，2019-nCoV与已知的禽源冠状病毒核苷酸同源性较低；基于冠状病毒*1ab*基因保守区域的进化分析表明，2019-nCoV与禽源冠状病毒亲缘关系较远。基于上述分析，初步排除2019-nCoV来源于已知家禽冠状病毒的可能性。

2020年2月10日，钟南山团队领衔新论文：新型冠状病毒肺炎潜伏期最长24天（个例）。

2020年2月19日，国家卫生健康委员会、中国红十字会总会联合印发《关于做好新冠肺炎康复者捐献恢复期血浆招募动员服务工作的通知》。目前在缺乏疫苗和特效治疗药物的前提下，采用血浆治疗是一种探索性治疗。

1.6 相关谣言

企业相关的管理人员需要实时关注疫情的发展，并从官方渠道获得相关的研究成果，避免听信身边的一些谣言，从而耽误了企业有效防控疫情。例如，

- 谣言一　盐水漱口能预防感染新型冠状病毒肺炎。
- 谣言二　熏醋可以预防新型冠状病毒肺炎。
- 谣言三　喝酒可以杀灭新型冠状病毒。
- 谣言四　带多层口罩才能防住新型冠状病毒。

通过辟谣网址https://www.piyao.org.cn/可以查询部分谣言的真假。

2 养殖场开工复产前准备

2.1 人员准备

2.1.1 员工返岗调查

1）人员就近上班原则，在疫情防控解除前，优先使用本地员工。

2）外地人员回厂，有条件的情况下，安排单独隔离。

3）让外地员工提供回程信息及接触史，根据当地官方建议的网址或软件查询。

4）复工前安排身体检查（包括体温），检查合格者可以复工。

5）所有需要返岗到办公室或养殖场工作的人员（包括第三方劳务人员），根据国家、地方法律法规及公司的要求，需要如实汇报个人可能的疫病接触情况：①过去14天本人及密切接触人员是否有重点疫区和出国旅行史、患者接触史；②是否有发热、轻度干咳、乏力、呼吸不畅、腹泻等症状。

2.1.2 人员分类和复工条件

1）根据梳理结果将人员（包括第三方劳务人员）分为两大类：敏感人员和非敏感人员。

2）非敏感人员根据政府要求确定隔离期，隔离期满可复工。

3）敏感人员需每天追踪其健康状况，直至达到解除追踪的条件（根据政府要求），才可复工。

2.1.3 新员工招聘

新员工招聘优先招聘本地员工，面试暂时采用电话和视频等线上方式。新员工入职前需要填写调查表，同时结合返岗员工调查方法进行辅助调查。入职后，在家隔离7天后方可上班。

新入职员工信息调查问卷

1.身份证及住址（以身份证为准）

身份证号	身份证住址（填省市县即可）	备注

2.过去14天（2周）内是否去过重点疫区？是否接触过重点疫区的患者？

接触史	重点疫区
曾经去过	
患者接触	

3.最近身体是否有不适？请在以下选项打勾

感冒	
发热（如有，写下温度）	
腹泻	

浑身无力	
其他（详细写下）	

4. 过去14天如果有聚会，亲戚朋友是哪里人？

省份	详细的地址

5. 您上一份工作是在本地吗？如果不是，是在哪里？

工作地址	

6. 您及密切接触的家人朋友近期是否有外出？去哪里？

是否有外出	
地址	

7. 您是否在最近14天内接触过发热人员？（在对应选项打勾）

接触过	
没有接触过	

8. 其他您想反馈的情况

本人承诺以上填写信息均属实，如因不实信息对自己、家人、公司、社会造成不良影响，本人自愿承担一切后果。

签署人：

年　月　日

2.1.4 岗前培训

养殖场收集官方专业机构有关防疫知识、宣传片、宣传视频，以宣传画报、宣传横幅和企业微信公众号等形式开展宣传。重点内容包括：新型冠状病毒知识、个人防护、养殖场的清洁消毒制度、上报制度和注意事项等，由养殖场负责人在新员工入职前（隔离期）以远程视频方式对员工进行岗前培训。

2.2 防疫物资准备

2.2.1 口罩

口罩是预防呼吸道传染病的重要防线，可以降低新型冠状病毒感染风险。口罩不仅可以防止病人喷射飞沫，降低飞沫量和喷射速度，还可以阻挡含病毒的飞沫核，防止佩戴者吸入。

预防新冠肺炎，口罩“选、戴、摘、扔”四大要点要谨记。

1）“选”口罩：一次性使用医用口罩；医用外科口罩；KN95/N95及以上颗粒物防护口罩和医用防护口罩。

◆ 一次性使用医用口罩：推荐员工在非人员密集的公共场所（如办公室）使用。

◆ 医用外科口罩：防护效果优于一次性使用医用口罩，推荐员工在乘坐通勤车、皮卡车、出租车以及办公场所、食堂等在岗期间佩戴。

◆ KN95/N95及以上颗粒物防护口罩：防护效果优于医用外科口罩、一次性使用医用口罩，推荐员工在人员密集或可能存在疾病接触风险以及密闭的公共场所佩戴，但透气性差，不建议长时间佩戴。

◆ 医用防护口罩：推荐发热门诊、隔离病房医护人员及确诊患者转移时佩戴。员工一般不建议选择医用防护口罩，若有确诊员工转移时也可佩戴。

◆ 棉纱口罩、海绵口罩和活性炭口罩对预防病毒感染无保护作用。

提醒：一般员工选择一次性使用医用口罩或医用外科口罩即可，尽可能将KN95/N95及以上颗粒物防护口罩和医用防护口罩留给一线医护人员。

类型	医用外科口罩或一次性使用医用口罩	医用N95防护口罩	N95，KN95，FFP2防护口罩或类似等级的防护口罩	其他口罩（如纸质、棉布口罩）（对病毒防护无有效效果）
参考图片	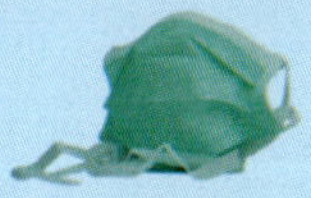	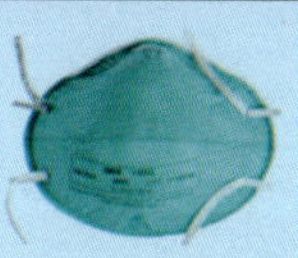	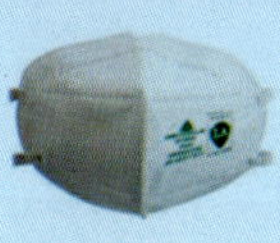	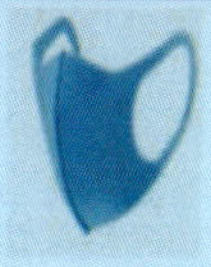
标准	YY0469—2011 医用外科口罩 YY/T 0969—2013 一次性使用医用口罩	GB 19083—2010 医用防护口罩技术要求和NIOSH 42CFR part 84 (N95)	GB 2626—2006 颗粒物防护口罩 或NIOSH 42CFR part 84 (N95) 或EN149	无
防护用途	1. 用于阻隔别人打喷嚏、咳嗽、说话产生的飞沫直喷污染； 2. 医用外科口罩可防止带有压力的体液血液喷溅后渗透口罩；	1. 用于阻隔别人打喷嚏、咳嗽、说话产生的飞沫直喷污染； 2. 医用外科口罩可防止带有压力的体液血液喷溅后渗透口罩；	1. 用于阻隔别人打喷嚏、咳嗽、说话产生的飞沫直喷污染； 2. 防止吸入颗粒和气溶胶（包括病毒和细菌）	1. 用于过滤进入口鼻的空气，以达到阻挡有害气体、气味、飞沫的进出，对进入肺部的空气有一定的过滤作用，降低有害物质的吸入；

（续）

类型	医用外科口罩或一次性使用医用口罩	医用N95防护口罩	N95，KN95，FFP2防护口罩或类似等级的防护口罩	其他口罩（如纸质、棉布口罩）（对病毒防护无有效效果）
防护用途	3. 不能用于工业用途	3. 防止吸入颗粒和气溶胶（包括病毒和细菌）； 4. 一般不能用于工业用途		2. 不能用于工业用途
使用推荐	佩戴不需要密合，呼吸较为顺畅，用于日常上下班或者非人员密集公共场所的防护， 原则上每天或每4小时更换口罩	佩戴有密合性要求，有明显的呼吸阻力，某些心肺系统疾病者不适宜使用，用于人员密集公共场所或经常对外来人员的岗位的防护； 污染后或破损或呼吸阻力变大时，立即更换口罩，反之，不用时可把口罩放置于保鲜袋内保存连续使用，不要消毒口罩，3～5天更换；	佩戴有密合性要求，有明显的呼吸阻力，某些心肺系统疾病者不适宜使用，用于人员密集公共场所或经常对外来人员的岗位的防护； 医护人员用于医用防护口罩不足时的补充； 用于人员密集公共场所或经常面对外来人员的岗位防护； 污染后或破损或呼吸阻力变大时，立即更换口罩，反之，不用时可把口罩放置于保鲜袋内保存连续使用，不要消毒口罩，3～5天更换；	佩戴不需要密合，呼吸较为顺畅； 仅用于无法找到前三类口罩时的基本防护，防护作用不明确； 原则上每天消毒或更换口罩

（续）

类型	医用外科口罩或一次性使用医用口罩	医用N95防护口罩	N95，KN95，FFP2防护口罩或类似等级的防护口罩	其他口罩（如纸质、棉布口罩）（对病毒防护无有效效果）
使用推荐		建议把医用防护口罩留给医护人员或直接面对传染源的人群	如找不到N95，R95或者P95以及以上级别的口罩、呼吸器都可以使用	
备注	★使用口罩时，需要注意个人卫生，防止交叉感染； ★避免用手接触眼部、鼻子和嘴； ★打喷嚏、咳嗽时，用纸巾或者戴口罩掩住口鼻		★经常洗手，用流动的水和肥皂洗手至少20秒以上，如没有水和肥皂，使用含60%以上酒精的免洗消毒液； ★避免和有症状者接触，避免逗留人员密集场所； ★消毒经常触碰的物体和表面	

2）“戴”口罩：基本原则是科学合理佩戴，规范使用，有效防护。

◆ N95/KN95防护口罩佩戴方法：

- 用手托住口罩，使鼻夹位于指尖，让头带自然垂下。
- 使鼻夹朝上，用口罩托住下巴。将上头带拉到头顶，将下头带拉过头顶，放在颈后耳朵以下的位置。
- 将双手指尖放在金属鼻夹顶部，用双手一边向内按压，一边向两侧移动，塑造鼻梁形状。
- 在进入工作区域之前，使用者必须检查口罩与脸部的密合性。如没有感觉泄露，可进入工作区工作。

◆ 一次性使用医用口罩/医用外科口罩佩戴方法：

为了达到最佳的防护效果，请按照以下方法佩戴。

- 覆盖口鼻，将口罩两侧耳带挂在耳朵上。
- 将鼻梁条按鼻形固定，以防止脏空气进入。
- 将口罩拉至下颌处，立即呈现立体呼吸空间。

◆ 佩戴口罩需注意：

人群及场景		不戴或普通口罩	符合YY 0469—2011的医用外科口罩或符合YY/T 0969—2013的一次性使用医用口罩	符合GB 2626—2006的KN95防护口罩或符合NIOSH 42CFR part 84的N95防护口罩或符合EN149的FFP2防护口罩
		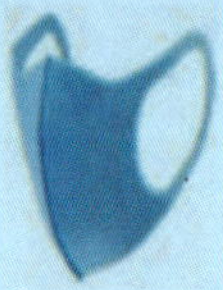	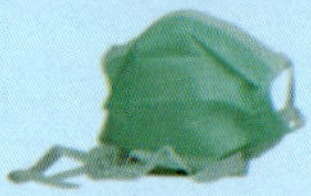	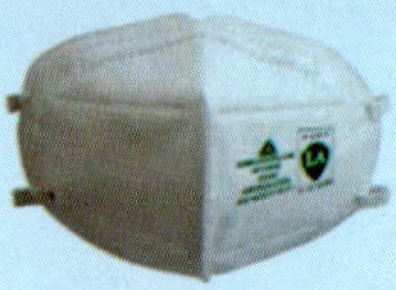
使用时间和更换			污染或破损后立即更换口罩，原则上每天更换口罩	污染或破损后立即更换口罩，如未污染，不用时可把口罩放置于食品保鲜袋内保存，3～5天更换
低风险	居家活动，散居居民	建议使用		

（续）

人群及场景		不戴或普通口罩	符合YY 0469—2011的医用外科口罩或符合YY/T 0969—2013的一次性使用医用口罩	符合GB 2626—2006的KN95防护口罩或符合NIOSH 42CFR part 84的N95防护口罩或符合EN149的FFP2防护口罩
较低风险	在人员密集场所滞留的公众		使用	
	户外工作者		使用	
	通风良好场所的工作者		使用	
	人员相对聚集的室内环境（办公室）		使用	
	前往医疗机构就诊的公众		使用	
中等风险	从事疫情相关的行政人员		使用	建议使用
	经常面对外来人员的岗位		使用	建议使用
高风险	接触、处理活体动物或鸟类			使用

3）“摘”口罩。

◆ 手不要接触口罩对外的一面。

◆ 如果是系带的口罩，要先解开下面的带子，再解开上面的带子。

◆ 用手捏着口罩的带子或挂耳的带子，对口罩进行喷雾消毒，然后丢到垃圾桶。

◆ 丢掉口罩后一定要洗手。

4）“扔”口罩。

◆ 戴完的口罩，不要随手就扔。建议将口罩喷雾消毒后，装在一个小垃圾袋内，然后丢到垃圾桶。

◆ 网传的废弃口罩的处理方法，如剪碎丢弃、焚烧、开水烫等，实际操作起来，容易二次污染，不可取。

◆ 若有条件，将口罩扔到专用垃圾箱，统一收集消毒处理。

2.2.2 化学品

COVID-19对热敏感，56℃ 30分钟、乙醚、75%乙醇、含氯消毒剂、过氧乙酸和氯仿等脂溶剂均可有效灭活病毒。养殖场常备的消毒药品如下：

商品名	成分	用途	照片
75%酒精	75%酒精	工具、免疫器具、手部的消毒（为确保防火安全，不适用于空间喷洒）	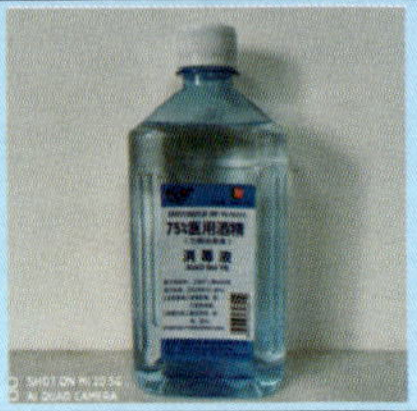

（续）

商品名	成分	用途	照片
次氯酸钠溶液	次氯酸钠	水线浸泡，水塔空舍期	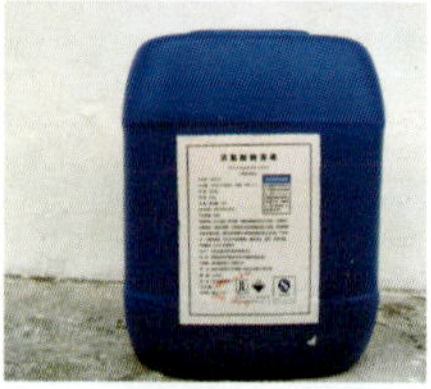
二氯异氰脲酸钠粉	二氯异氰脲酸钠	车辆消毒，墙面、水泥地面、畜舍环境消毒，脚踏消毒盆、消毒池、水线消毒	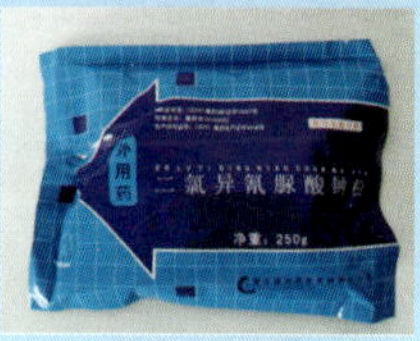
84消毒液	次氯酸钠	一般餐饮具、瓜果、物品表面等消毒	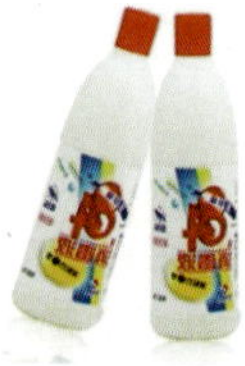
过硫酸氢钾复合物	过硫酸氢钾复合物粉	室内、地面、器具、空气消毒，设备消毒，脚踏盆消毒，传递窗、水线消毒	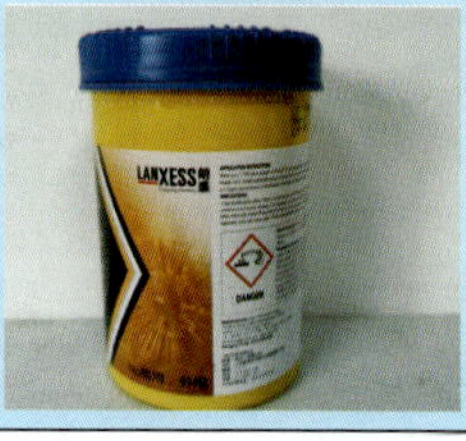

2.2.3 手套

1）养殖场员工如果接触物品和人员，请提前穿戴一次性乳胶手套，避免直接接触。

2）穿戴手套前请对双手进行清洗消毒和烘干。

3）处理：使用后病毒有可能会存在手套表面，使用完请将手套投入专用垃圾箱，然后对双手进行清洗和消毒。

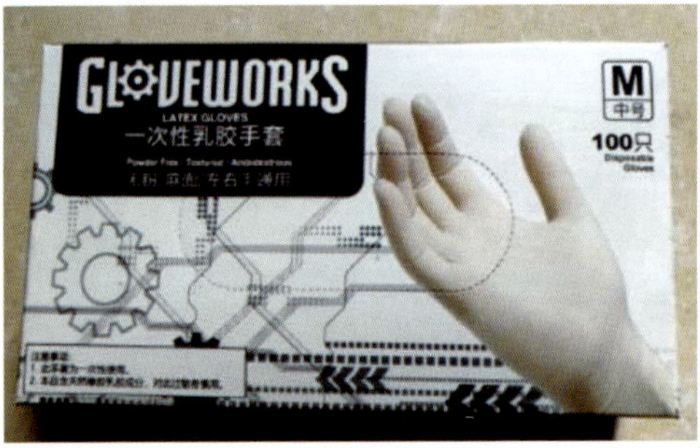

2.2.4　测温仪

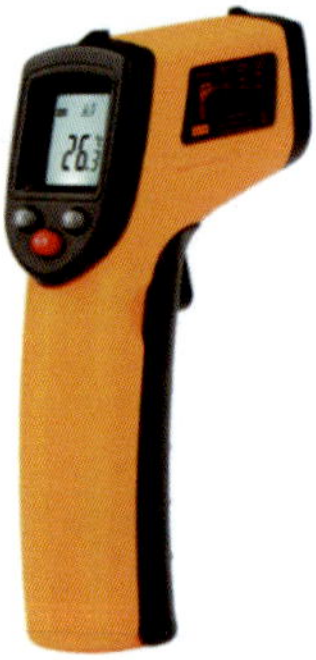

每个养殖场准备一个非接触式测温仪，用于员工上班前和外来人员入场前的体温快速检测。同时准备腋下温度计，当测温仪测得的体温超过37.3℃时，使用腋下温度计进行复核。

2.2.5　其他物资

名称	用途	产品图片
紫外线杀菌灯	人员密集处（如餐厅）班后杀菌	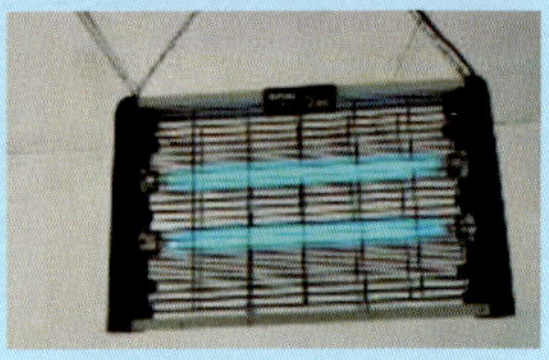

（续）

名称	用途	产品图片
一次性全身防疫服	避免体表与外界的直接接触	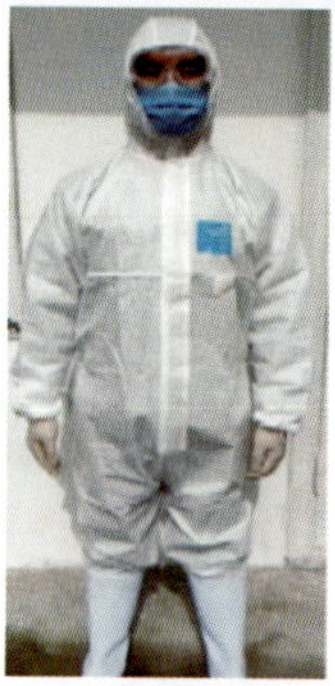
喷壶	用于装酒精和消毒液	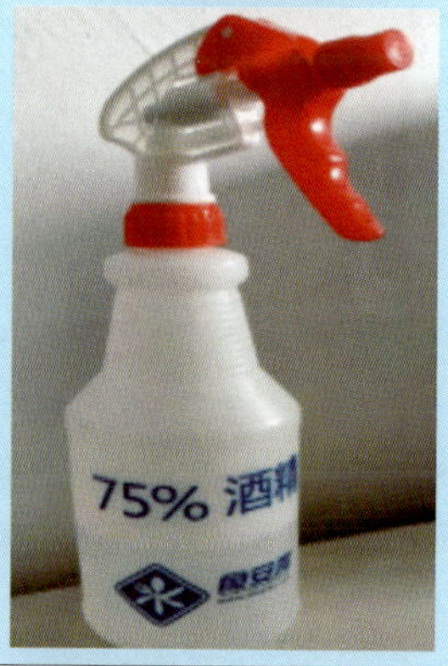
乳胶手套	配制化学品	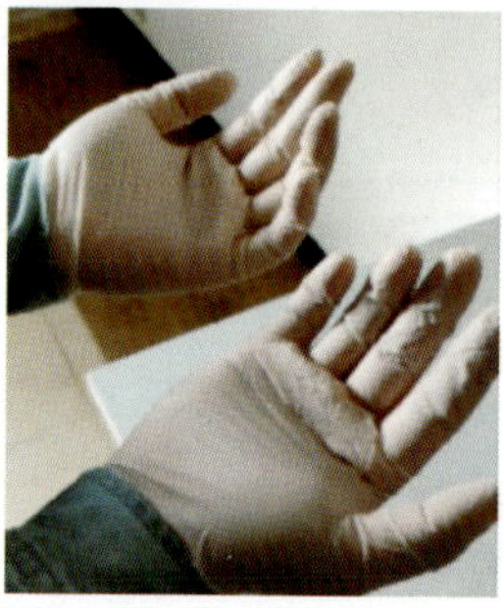

（续）

名称	用途	产品图片
防护眼镜	配制化学品	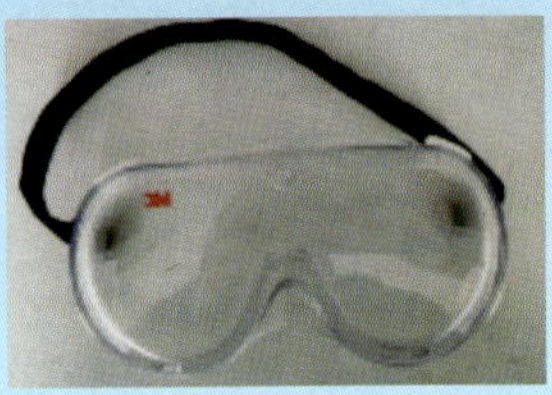

3 养殖场开工复产时的措施

下面以养鸡场为例进行介绍。

3.1 生产阶段的防控措施

1）门卫处确保每天屋内外进行消毒，人员常规消毒严格执行，另外门卫配备充足的口罩和防疫服，所有入场人员（包括外来政府人员）必须佩戴口罩入场。入场人员若未准备口罩，可由养殖场提供。注意：医用口罩，每6小时更换一次。

2）门卫对入场人员进行体温测定，登记在《养殖场外部人员体温记录表》。测量体温高于37.3℃者，一律禁止进入生产区。

3）入场批准须经农业总监和养殖场高级经理审批，对于非必要和非紧急的入场申请不予批准。

4）入场人员（包括免疫劳务）须按照《养殖场人员消毒流程（全区）》严格执行入场登记、消毒和出入场洗澡。场内员工需严格按照《养殖场人员消毒流程（灰区进白区）》执行洗澡消毒流程。

5）免疫人员入场后，安排在养殖场居住，禁止外出。

免疫空白期也是如此。每天下班后，统一清洗和消毒当天的工作服。

6）人员每天上班前进行体温测定，登记在《养殖场内部人员体温记录表》。测量体温高于37.3℃者，一律禁止进入生产区，并对其进行隔离观察，及时联系医务室进行咨询。

7）养殖场所有工人上班期间一律佩戴口罩，每天上班前更换已消毒的工作服。

8）对于养殖场的公共场所，每天白天进行至少2次喷雾消毒，如餐厅、厕所及宿舍，另确保餐厅紫外灯夜间正常工作，员工饭前确保香皂洗手及酒精消毒。公共场所要统一配备手压式喷壶，定点摆放，并配置75%的酒精溶液，以供人员消毒。

9）养殖场场区至少每天消毒一次。畜禽舍14天之后，每天至少4小时带鸡消毒，操作间和死鸡桶位置上、下班时要进行消毒。

10）养殖期间严格禁止人员进出，无特殊情况禁止请假。

11）宿舍足够的情况下尽量安排单间入住。人员应尽量减少相互走动，避免不必要的接触，减少交叉污染的风险。注意：如需接触，需佩戴口罩，并保持一定距离。

12）餐厅桌子隔开摆放。员工就餐时每桌不超过2人，就餐时禁止语言交流；劳务人员就餐时间与养殖场员工错开，减少外部人员与养殖场人员的接触。

养殖场区域划分说明：

- 黑区为入场到门卫室区域。
- 灰区为员工下班活动区域（宿舍、食堂等）。
- 白区为生产养殖区域。

养殖场人员消毒流程——黑区进灰区

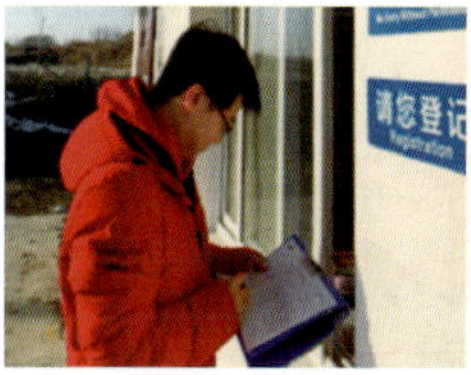

1.登记

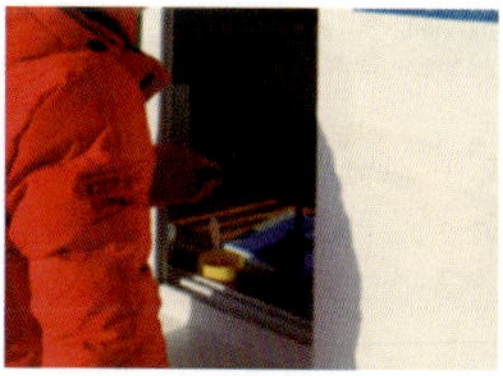

2.将随身物品交予值班人员

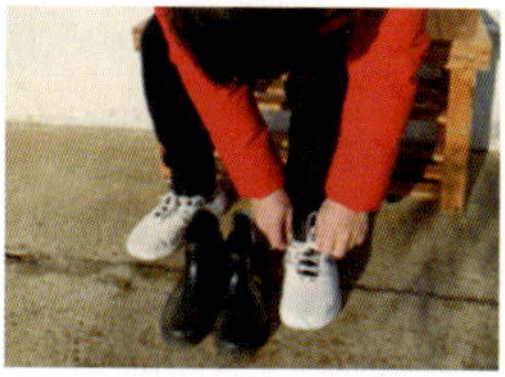

3.更换黑区雨靴

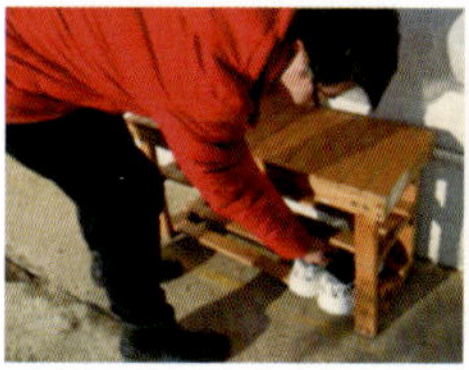

4.鞋子摆放在专用鞋架上

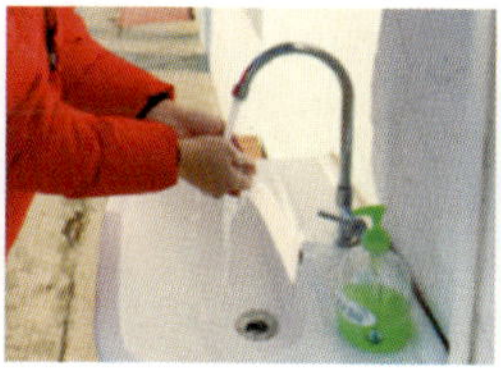

5.清洗双手

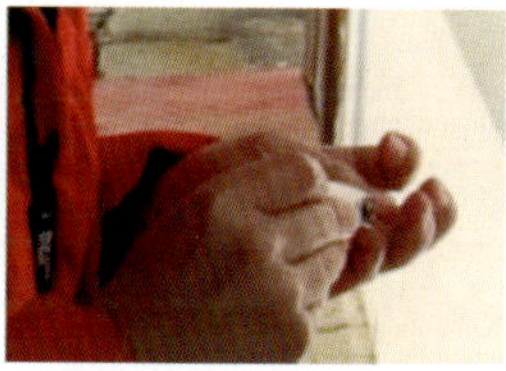

6.修剪双手指甲（如果必要）

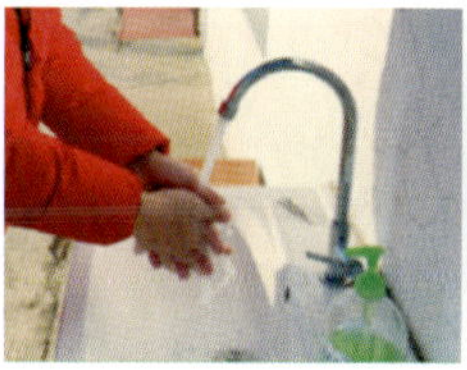

7.再次清洗双手

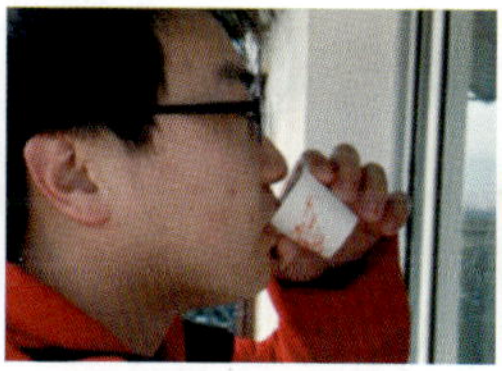

8.用漱口液漱口

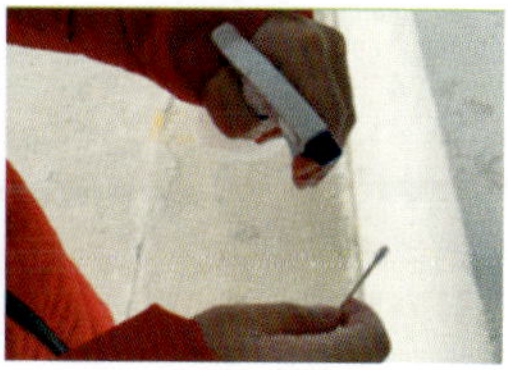

9.用酒精将棉签沾湿

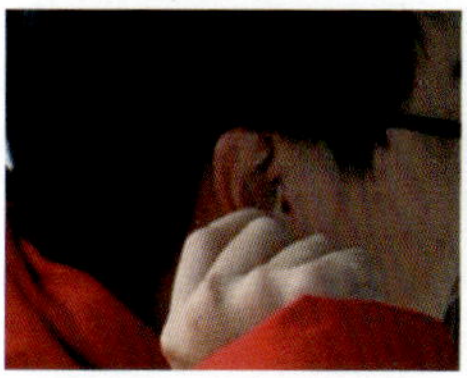

10.涂抹耳鼻孔

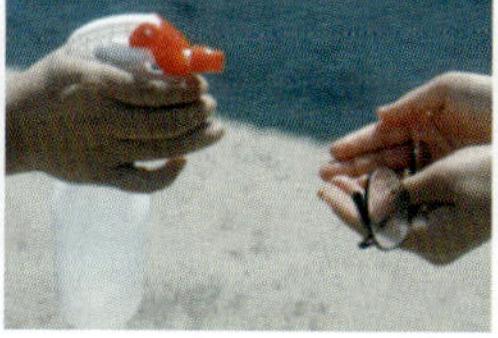

11.酒精喷雾消毒双手和眼镜

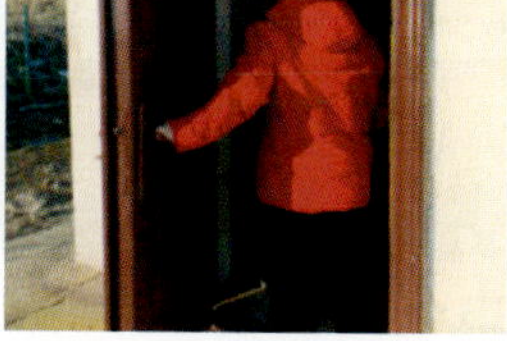

12.人员通道内短靴消毒

养殖场人员消毒流程——灰区进白区

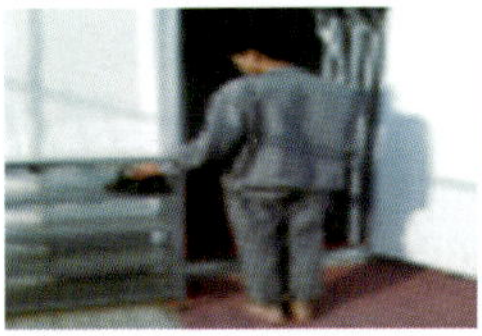

1.脱下短靴/拖鞋，置于室外鞋架上，赤脚踏地毯进入更衣室

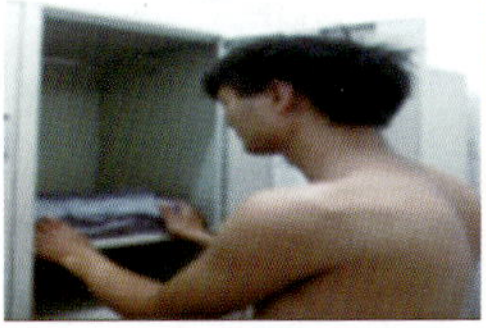

2.脱下衣物，整齐放入更衣柜

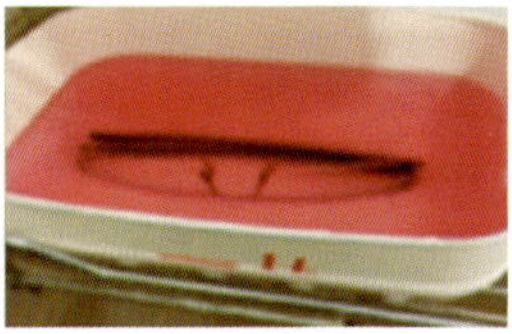

3.进入淋浴室，将眼镜浸泡在消毒液中

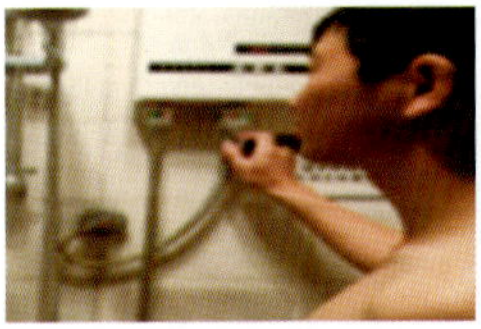

4.打开热水器开关，让温水流出

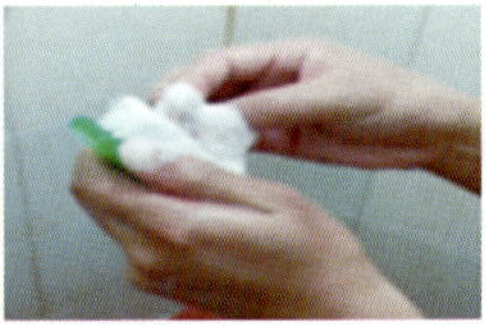

5.沾上消毒液刷洗指甲

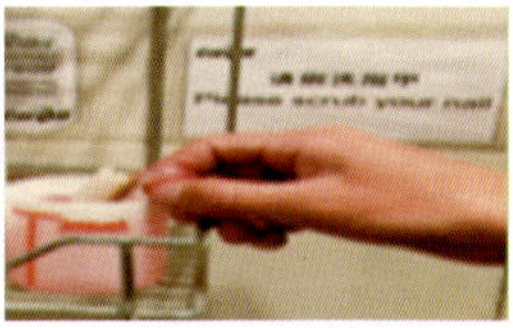

6.刷子放回消毒液中

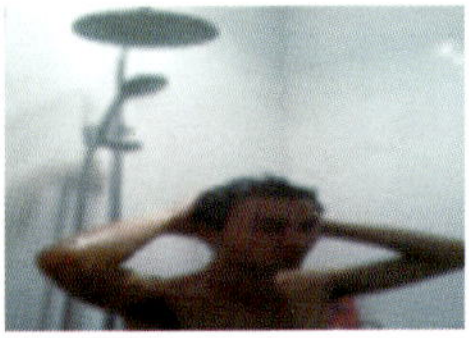

7.浸湿全身和头发

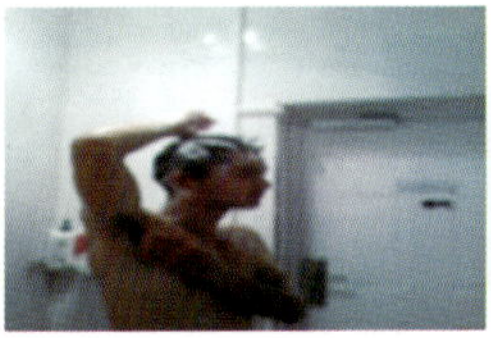

8.用洗发液和沐浴乳将头发和身体洗干净

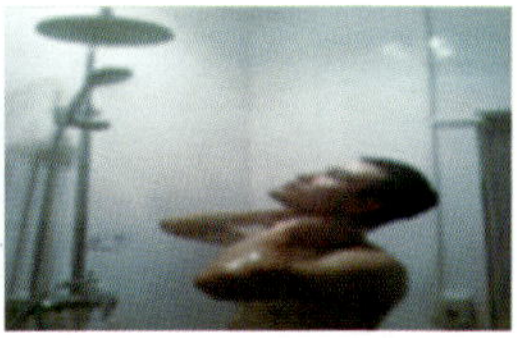

9.用清水冲洗头发和全身5分钟

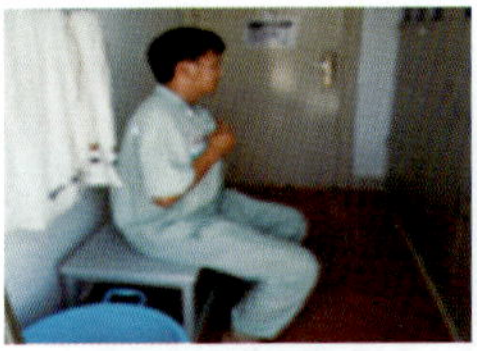

10.关上热水器、浴霸，进入白区更衣室更换工作服

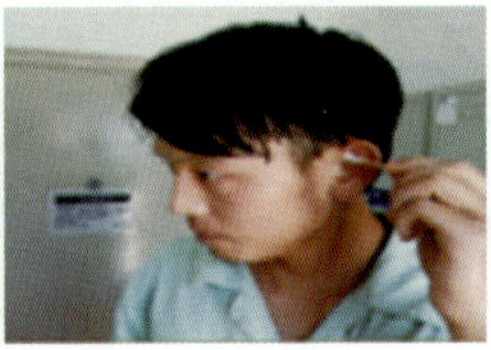

11.用棉签蘸取医用酒精清理耳孔、鼻孔

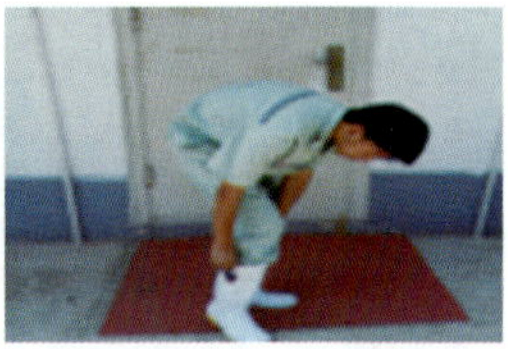

12.换上白区胶靴，进入白区

3.2 出栏阶段的防控措施

1）在场值班人员按照生产阶段的防控措施第1、2、3、6、7、8、10、11、12条执行。

2）抓鸡人员入场后，安排在养殖场居住，禁止外出。抓鸡空白期也是如此。每天下班后，统一清洗和消毒当天的工作服。

3）抓鸡人员按照《养殖场人员消毒流程（黑区进灰区）》执行登记和消毒，从车辆消毒通道由黑区直接进入白区。

4）抓鸡期间要进行带鸡消毒。

5）每天抓鸡完成后对全场进行场区消毒，尤其是对外包队和外来车辆经过的区域要重点消毒。

3.3 空栏阶段的防控措施

1）在场值班人员按照生产阶段的防控措施第1、2、3、6、7、8、10、11、12条执行。

2）针对回场人员：

◆ 先通过电话或微信了解员工在家的情况，按照2.1.1进行处理。

◆ 可返场的员工，在入场时需要进行体温测定，并登记在《养殖场内部人员体温记录表》内。体温正常方可入场，入场时需要对其带的东西进行严格消毒，另外入场员工的衣服也要及时更换消毒。

◆ 返场员工入场后同生产阶段的防控措施按第1、2、3、5、6、7、10、11条执行。

3）铺稻壳劳务人员须按照《养殖场人员消毒流程（全区）》要求严格执行入场登记、消毒和出入场洗澡。清粪和清洗劳务按照《养殖场人员消毒流程（黑区进灰区）》执行登记和消毒，从车辆消毒通道由黑区直接进入白区。

4 车辆和物料防控措施

4.1 公司运送人员及物资车辆防控措施

1) 每个片区固定一位运送员工和物资的皮卡司机。

2) 司机每次接送人员时，确保自己和乘车人员均佩戴口罩，并对乘车人员进行体温测量，体温≤37.3℃允许登车。

3) 运送结束后，使用酒精对车辆进行一次消毒。

4.2 养殖场对入场车辆及物资防控措施

1）养殖场人员对司机测量体温，体温不超过37.3℃允许进场。白区可能下车作业的司机，在入场前需严格按照《养殖场人员消毒流程（黑区进灰区）》执行洗澡消毒流程。

2）除饲料车/苗鸡车/毛鸡车/稻壳运输车/鸡粪装运车/天然气运输车外，其他外来车辆（包括公司皮卡和外来政府车辆）不允许进入场区。入场车辆须按照公司要求进行消毒。

◆ 进入白区作业的车辆：车辆驶入消毒通道停稳后，用高压水枪对车身、轮胎（重点）及底盘进行彻底冲洗，冲洗时间为3～5分钟。对于难清洗的污物，用毛刷刷洗，直至洁净。打开消毒通道喷雾开关，保证全部车体均能喷到消毒液。驶入后再退出，再次驶入，重复三次完成消毒。

◆ 仅在黑区作业的车辆：在车辆消毒通道内，用高压水枪对轮胎进行彻底清水冲洗。清水冲洗后，用高压水枪将配制好的消毒液对车辆轮胎进行消毒。

3）黑区司机可下车作业。白区司机未经允许不得下车，获得养殖场许可，须穿戴一次性防疫服。

4）食材运输车辆及其司机不得进入场区，所有物料在养殖场大门外交接，交接时人员保持10米间距。养殖场保洁对盛放物料的包装袋表面进行消毒后，使用专用运输车辆运送至灰区餐厅。

5）对于不入场的车辆，且无人员近距离接触的情况，不进行人员体温测量（避免接触）。在车辆离场后，对外来车辆及人员经过的养殖场外围区域进行消毒。

6）禁止采购野生动物及其制品，所有物料从合格的供应商处进行采购，确保原料的追溯性。苗鸡和毛鸡需提供动物检疫合格证明。任何进入场区的物品需经传递窗熏蒸消毒，如果物品过大，则使用75%酒精或消毒药喷洒消毒。

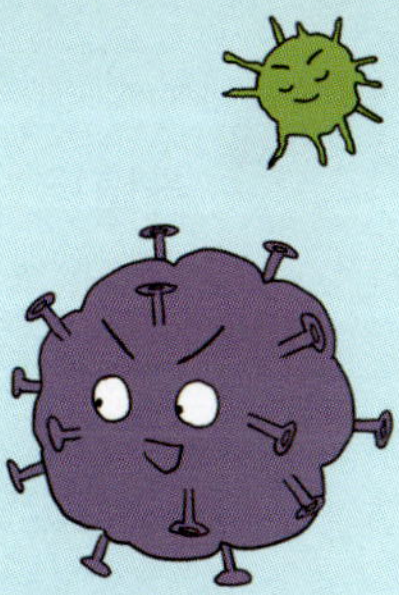

5 公共场所消毒计划

5.1 门卫室消毒计划

门卫室消毒计划		
时间	消毒剂	消毒区域
6：30	75%酒精	门把手、椅子、桌面、文件架等
6：30	过硫酸氢钾复合物	地面、墙面等
11：00	75%酒精	门把手、椅子、桌面、文件架等
11：00	过硫酸氢钾复合物	地面、墙面等
17：00	75%酒精	门把手、椅子、桌面、文件架等
17：00	过硫酸氢钾复合物	地面、墙面等

5.2 餐厅消毒计划

餐厅消毒计划		
时间	消毒剂	消毒区域
6：30	75%酒精	门把手、椅子、桌面、洗手盆等

（续）

餐厅消毒计划		
时间	消毒剂	消毒区域
6：30	过硫酸氢钾复合物	地面、墙面、窗户、柜子、空调等
11：00	75%酒精	门把手、椅子、桌面、洗手盆等
11：00	过硫酸氢钾复合物	地面、墙面、窗户、柜子、空调等
17：00	75%酒精	门把手、椅子、桌面、洗手盆等
17：00	过硫酸氢钾复合物	地面、墙面、窗户、柜子、空调等
夜间	紫外线灯	整个餐厅

5.3　管理用房消毒计划

管理用房（库房、办公室、洗衣房、洗澡通道、卫生间）消毒计划		
时间	消毒剂	消毒区域
6：30	75%酒精	门把手、椅子、桌面、电脑、文件柜等
6：30	过硫酸氢钾复合物	地面、墙面、货架等
11：00	75%酒精	门把手、椅子、桌面、电脑、文件柜等
11：00	过硫酸氢钾复合物	地面、墙面、货架等

（续）

管理用房（库房、办公室、洗衣房、洗澡通道、卫生间）消毒计划		
时间	消毒剂	消毒区域
17：00	75%酒精	门把手、椅子、桌面、电脑、文件柜等
17：00	过硫酸氢钾复合物	地面、墙面、货架等

5.4 宿舍消毒计划

宿舍消毒计划		
时间	消毒剂	消毒区域
6：00	75%酒精	门把手、椅子、桌面、床、衣柜、厕所洗手池、厕所隔板等
6：00	过硫酸氢钾复合物	地面、墙面、走廊、厕所
17：30	75%酒精	门把手、椅子、桌面、床、衣柜、厕所洗手池、厕所隔板等
17：30	过硫酸氢钾复合物	地面、墙面、走廊、厕所

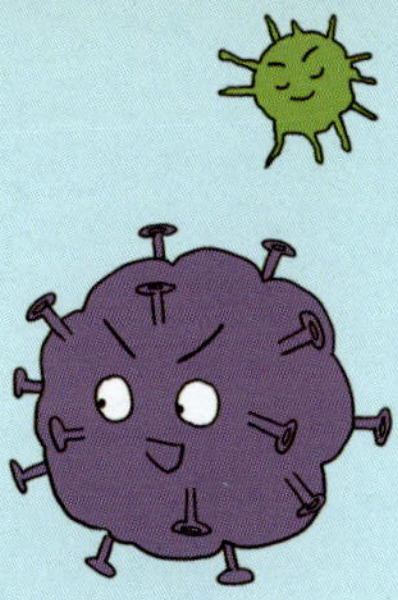

6 个人防护及疑似病例处理措施

6.1 个人防护

6.1.1 外出佩戴口罩

外出前往公共场所、就医、乘坐公共交通工具以及在办公场所，佩戴合适的口罩和防护眼镜。

6.1.2 随时保持手部卫生

减少接触公共场所物品和部位，不确定是否清洁时，避免用手接触口鼻眼，用手肘遮住口鼻。用洗手液或香皂流水洗手，或者使用含酒精成分的免洗洗手液。

1）正确洗手：七步洗手法

1

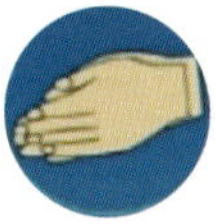

掌心对掌心搓擦

2

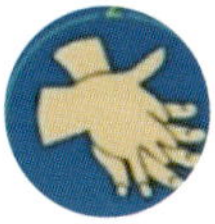

掌心对手背搓擦

3

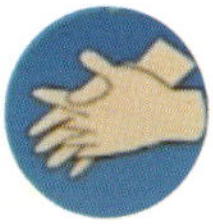

手指交错对搓擦

4

两手互握搓指背

5

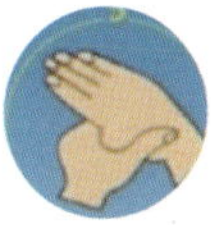

拇指在掌中转搓擦

6

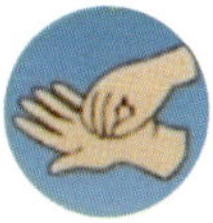

指尖在掌心搓擦

7

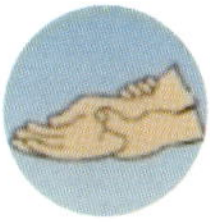

掌心与手腕搓擦

洗手温馨提示

①采用流动水洗手，使双手充分浸湿。

②取适量肥皂或皂液，均匀涂抹至整个手掌、手背、手指和指缝。

③认真揉搓双手至少15秒钟，应注意清洗双手所有皮肤，清洗指背、指尖和指缝。

④未清洗的手不要去触摸眼睛、鼻子和嘴。

2）什么时候需要洗手

- 在咳嗽或打喷嚏后；
- 上厕所后；
- 手脏时；
- 在接触他人和公共器具后；
- 吃饭前；
- 传递文件前后；

◆ 在制备食品之前、期间和之后；

◆ 接触过动物之后；

◆ 外出回来后。

注意：佩戴一次性手套也不能代替洗手。手套可以保护我们，但也可以成为交叉感染的媒介。一旦手套接触到病毒，它就成为了传播病毒的媒介。因此，使用手套时应勤更换，使用后要及时扔掉。在更换手套时，应该洗手，以免把上一副手套上的病菌带到新的手套上。

6.2 防护措施建议

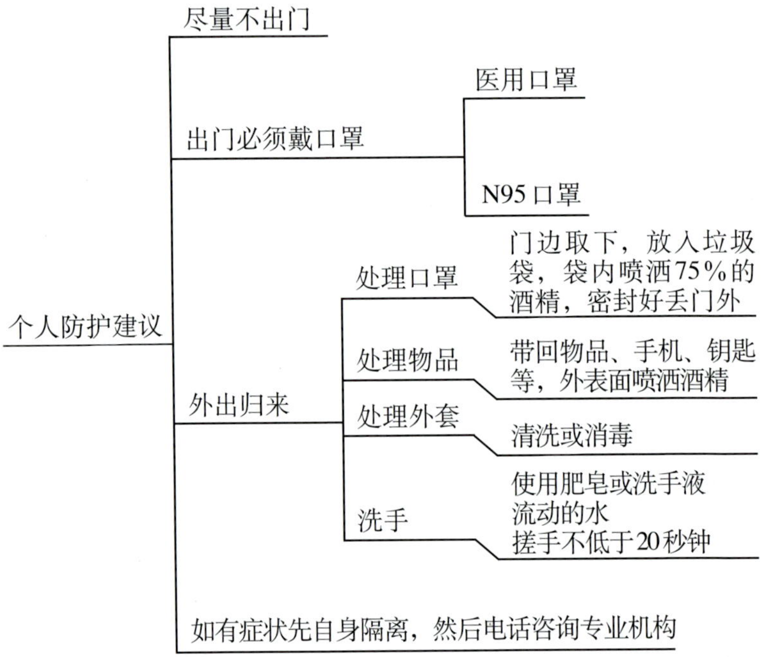

6.3 疑似病例处理措施

◆ 就诊救治

如果工作人员出现发热（腋下体温≥37.3℃）、咳嗽、咽痛、胸闷、呼吸困难、乏力、精神稍差、恶心呕吐、腹泻、头痛、心慌、结膜炎及轻度四肢或腰背部肌肉酸痛等可疑症状，发病前14天内有相关疫区的旅行史、居住史，或接触过可疑症状者或患者等情况，第一时间通知公司医务室，在其指导下到指定医疗机构就诊。疑似病例和确诊病例都应转运至定点医院集中救治，但不能使用私家车。就诊路上，病人应该佩戴医用外科口罩或N95口罩，随时保持手部卫生，尽可能远离其他人（至少1米），路途中污染的交通工具，建议使用酒精、含氯消毒剂或过氧乙酸消毒剂，对所有被呼吸道分泌物或体液污染的表面进行消毒。与疑似病例人员接触过的相关人员需要根据医疗机构的意见进行隔离和体温检测等健康观察，并根据后续的确诊情况采取进一步的防疫管控措施。

◆ 心理干预

面对身边同事人身自由被限制的状况，可能会造成暂时的慌张、不知所措，会出现抱怨、愤怒等情绪，管理人员应结合劝导、鼓励、同情、安慰、支持，以及理解的方法进行心理干预，可以让员工较好地消除因为疫情流行造成的不良情绪。

◆ 愈后防护

治愈出院的工作人员或解除隔离的工作人员应居家继续隔离一段时间，并做好个人防护和消毒工作，自行隔离期满后报公司人事部备案后方可上岗。

图书在版编目（CIP）数据

养殖场新型冠状病毒预防指导手册 /《养殖场新型冠状病毒预防指导手册》编写组组编．—北京：中国农业出版社，2020.3
ISBN 978-7-109-26594-3

Ⅰ.①养…　Ⅱ.①养…　Ⅲ.①日冕形病毒-病毒病-肺炎-预防（卫生）-手册②养殖场-兽疫-防疫-手册
Ⅳ.①R563.101-62②S851.3-62

中国版本图书馆CIP数据核字（2020）第029595号

中国农业出版社出版
地址：北京市朝阳区麦子店街18号楼
邮编：100125
责任编辑：张艳晶
版式设计：王　晨　　责任校对：吴丽婷
印刷：中农印务有限公司
版次：2020年3月第1版
印次：2020年3月北京第1次印刷
发行：新华书店北京发行所
开本：850mm × 1168mm　1/32
印张：1.25
字数：30千字
定价：18.00元
